AF319208

DE LA VÉRITABLE CAUSE

DE LA

FIÈVRE TYPHOÏDE,

SA DESCRIPTION ET SON TRAITEMENT PAR UN MOYEN
HYGIÉNIQUE IRRÉCUSABLE.

A la fin on trouvera :

1° Des réflexions comparatives de la médecine ancienne (de PINEL), avec la moderne (de BROUSSAIS);

2° Des observations intéressantes sur la peste et la
fièvre jaune , ainsi résumées :

La peste est-elle contagieuse ? non !

La fièvre jaune est-elle contagieuse ? non !

Preuves à l'appui.

Par BAUMAILLE,

*Bachelier ès-Lettres, ex-Chirurgien militaire, Médecin de la
Faculté de Paris, domicilié à Montebourg* (Manche).

Le même mettra au jour, pendant l'année 1843 :

1° Un Traité portatif d'Anatomie ;

2° Un Traité sur la ressemblance, ou des causes qui
déterminent la ressemblance de l'enfant plutôt au père
qu'à la mère (et *vice versa*), des moyens de commander
parfois cette ressemblance dans l'espèce humaine, et
des moyens de la commander toujours dans l'espèce
chevaline (par un stimulus porté sur le moral).

VALOGNES,

IMPRIMERIE DE CARETTE-BONDESSEIN, LIBRAIRE.

1843.

A SA MAJESTÉ
LOUIS-PHILIPPE,

ROI DES FRANÇAIS,

COMME UN FAIBLE TÉMOIGNAGE DE L'ESTIME
QUE JE PORTE A LA SAGESSE DE SON
GOUVERNEMENT ;

A MONSEIGNEUR LE DUC D'AUMALE,

EN MÉMOIRE DE SON BEAU FAIT D'ARMES, SUR LE CAMP
D'ABD-EL-KADER (ALGÉRIE), JUIN 1843.

DAUMAILLE.

EXPOSÉ
SUR LA FIÈVRE TYPHOÏDE
(LE TYPHUS).

UNE maladie d'un caractère grave (le typhus, fièvre typhoïde), qui depuis un siècle a occasionné en France quatre épidémies désastreuses, erre depuis quelques années dans le département de la Manche, sévit épidémiquement avec tant de rigueur dans les communes de Saint-Marcouf et de Fontenay (depuis quatre ans), que je me suis fait un devoir d'en faire le tableau le plus fidèle possible, non que je veuille en faire une maladie d'un genre nouveau, mais parce que les données et mode curatif des praticiens distingués qui ont écrit sur cette affection, me paraissent en désaccord complet sur sa véritable essence.

DÉFINITION.

Le typhus (fièvre typhoïde), qui a reçu divers noms, tels que : fièvre des camps, des prisons, des vaisseaux, dû à l'action de miasmes sortis du sein de la terre, est une maladie caractérisée par la prostration, la stupeur, l'état inflammatoire des membranes muqueuses et séreuses, la fièvre, le délire, des paroxismes et une durée indéterminée.

Toutes les personnes qui habitent le lieu infecté par les gaz méphitiques, peuvent être atteintes de cette maladie par infection, mais non par contagion : par conséquent l'on ne doit pas craindre que les malades puissent communiquer la maladie, ni la porter au loin pour y créer un nouveau foyer, elle n'est point contagieuse.

CAUSES.

Plusieurs professeurs de la faculté de médecine de Paris et divers autres médecins de haute réputation, qui ont écrit sur les deux épidémies du midi, sur celles du département de l'Yonne, du département de la Côte-d'Or, et sur celle de Paris, comme membres de commissions sanitaires, regardent comme causes occasionnelles de la fièvre typhoïde les causes suivantes :

L'action du froid et de l'humidité, les marches forcées, l'accumulation de beaucoup d'individus épuisés de fatigue et de besoin dans un petit espace, les alimens de mauvaise qualité, les actions énervantes en tout genre, enfin les émanations locales.

Tout en respectant l'opinion de praticiens de premier mérite, je considère (vu le grand nombre d'observations faites par moi, chez les typhoïdes de la dune de Saint-Marcouf, il y a trois ans, et sur ceux de la commune de Fontenay, dans le courant de l'été 1842) toutes ces prétendues causes occasionnelles ci-dessus énumérées (excepté la dernière) comme autant de circonstances qui militent en faveur des maladies , mais qui ne déterminent pas plus la fièvre typhoïde, qu'elles ne peuvent occasionner une fluxion de poitrine , une affection rhumatismale ou autre trouble dans nos fonctions.

Selon moi, la véritable et unique cause du typhus gît dans des miasmes qui émanent du sein de la terre et proviennent de matières animales ou végétales en putréfaction.

Les cimetières et tout autre dépôt de matières animales dans des terrains de nature peu compacte, et les lieux marécageux , me paraissent être une prédisposition au développement de ces gaz mortifères.

Comme toute hypothèse rationnelle exige un soutien logique, prenons le début de la fièvre typhoïde de la dune de Saint-Marcouf, qui , il y a trois ans, sur six cents habitans, en atteignit au moins quatre cents, puis ensuite passons en revue la contrée de Fontenay (dite Bas-de-Fontenay), où la maladie a sévi avec rigueur , vers la fin de l'été dernier, et examinons si, là, nous ne trouverons pas des motifs assez puissans pour que l'on soit forcé d'admettre que la fièvre typhoïde a pour cause unique, des émanations locales provenant de matières animales ou végétales en putréfaction, et qu'elle n'est pas contagieuse.

Le 12 décembre 1838 , par un temps doux, et le marais de Saint-Marcouf étant encore à sec, Mlle Fichet, institutrice à la dune de Saint-Marcouf, offre les symptômes du typhus (elle en est la première atteinte), le début est désespérant et les habitans de cette contrée, qui tous lui portent un intérêt bien mérité, n'attendent plus que la cloche du trépas.

Inquiet, tourmenté de l'avenir de cette jeune personne, je déroule dans mon imagination les causes occasionnelles de cette maladie, mises en avant par les auteurs, je n'y trouve aucun appui; tantôt j'accuse le voisinage du cimetière (à dix mètres de sa maison), parfois le marais, à vingt mètres de distance, vient me donner de pressantes inquiétudes; je la crus peu éloignée d'un foyer délétère.

Le premier septénaire se passa dans des symptômes alarmans; le deuxième fut un peu plus rassurant; enfin, au troisième, j'eus la consolation de la rendre à une famille éplorée et à de nombreuses amies, qui pendant le cours de sa maladie étaient venues se disputer la préférence de leurs services.

Le vent était sud-est, et la rangée des habitations de la dune qui a été en proie à la maladie, est suivant une ligne qui partirait de la chapelle des Gougins (cette chapelle se trouve sur le bord de la mer qui est au nord, et à vingt mètres du marais qui est au sud), se prolongeant vers l'ouest, par conséquent sous le vent.

Eh bien ! à partir de la chapelle, pas une seule maison n'a échappé au fléau qui a sévi avec plus ou moins d'aigreur sur quatre cents habitans.

Tant que le vent resta sud-est, la maladie fit ses ravages suivant la ligne ci-dessus mentionnée; la

partie des communes de Quinéville, de Lestre,
d'Octeville et de Montaigu, qui se trouvaient sous le
vent, offrirent des cas de typhus, comme si le vent
eût pris vers la chapelle des Gougins, des miasmes
délétères, pour les interposer entre les particules de
l'air atmosphérique et les charrier au loin, envéni-
mant les hommes qui se trouvaient sur leur passage,
par la voie de la respiration et de l'absorption
cutanée.

Par ces circonstances, n'est-on pas forcé d'avouer
qu'il devait se trouver, tout près de la chapelle, un
foyer de miasmes mortifères qui a été l'unique cause
de la maladie ; que ces miasmes ont été charriés
par le vent, et d'une manière si sensible, à en juger
par les ravages du mal, qu'ils décrivaient en quelque
sorte un triangle dont la pointe était vers la chapelle,
(lieu du foyer), et la base vers Montaigu (à l'ouest)?
aussi, plus on se rapprochait de la base de ce triangle,
moins la maladie avait de gravité. Cela s'explique
facilemement, plus un gaz étranger à l'air atmosphérique roule entre ses particules, plus ses
molécules sont divisées, plus elles sont écartées,
par conséquent moins elles doivent faire de mal.

Première particularité :

Pendant tout le temps que le vent est resté sud-
est (et cela a duré un mois et demi), pas un seul
habitant au-delà de la chapelle, même ceux des
maisons les plus proches (trente mètres), pas un
seul, dis-je, n'a eu la moindre indisposition qui
tendît au typhus. Les habitans de la contrée dite

Hameau-du-Sud, c'est-à-dire ceux au-delà de la chapelle, ont continué à fréquenter ceux de la contrée affectée (sous-le vent), sont venus leur prodiguer momentanément leurs soins, et pas un n'a eu la moindre indisposition, ni porté aucun trouble typhoïde au sein de sa famille.

Deuxième particularité :

Le vent change; de sud-est, il devient ouest. Le sort des habitans de la contrée affectée s'améliore, et au même instant la population qui est au levant de la chapelle et qui malgré ses rapports journaliers avec les habitans de la contrée primitivement envahie n'avait subi aucune indisposition, est atteinte de la maladie : une femme récemment accouchée (la femme de Sorel, douanier), en est la première atteinte; elle succombe au troisième accès, et comme la première fois, le mal fait ses ravages sous le vent.

Dira-t-on que le foyer n'est pas aux environs de la chapelle, soit le cimetière ou le bord du marais? quant à moi, je prends l'affirmative.

Les eaux couvrent le marais, les gelées arrivent, le typhus ne reparaît plus.

Trois ans après, pendant l'été et arrière-saison de 1842, cette même maladie reparaît dans la contrée, dite Bas-de-Fontenay, qui se trouve entre le marais et une rive élevée, dominée par les avenues de M. de Francqueville et de M. de La Fossardière. La maladie s'y cantonne, y fait des ravages, et les habitans seuls en sont atteints, sans que ceux des autres points de la même commune, malgré leurs rapports journaliers, en reçoivent la moindre impression.

Cela ne prouve-t-il pas, de la manière la plus évidente, que le foyer de la cause occasionnelle était encore dans le bord du marais; que des miasmes sortant du sein de la terre, s'interposaient entre les particules de l'air atmosphérique et se trouvaient en quelque sorte enchaînés dans cette petite contrée, par les arbres des deux châteaux que je viens de citer, qui forment des masses très-serrées et sont d'une hauteur à menacer le ciel, par conséquent, interceptent le courant du vent, et forcent ces miasmes à stationner, à se concentrer sur leur propre foyer?

Les bêtes à cornes et les chevaux sont aussi sujets à cette maladie; que les vétérinaires se rappellent qu'au moment où la maladie faisait ses ravages, ils ont eu à traiter des toux tenaces, des inflammations gastro-intestinales, dont les causes leur paraissaient inconnues, et ils seront forcés d'avouer que ces animaux étaient aussi sous l'influence typhoïdienne. J'en prends à témoin M. Lemetais, vétérinaire à Fontenay.

SYMPTOMES.

La fièvre typhoïde est caractérisée par trois périodes.

1re *Période.* — Abattement général, lassitude, douleurs de tête, qui sont suivies d'alternative de frisson et de chaleur qui devient permanente et intense. Le cerveau se congestionne, les yeux deviennent rouges et larmoyans, les membranes internes et externes du poumon s'irritent, et la muqueuse gastro-intestinale reçoit, dans les 98 centièmes des cas, une phlogose aiguë, qui a pour symptômes irrécusables, rougeur et sécheresse de la langue, soif intense, et une grande sensibilité à l'épigastre ou autre région de l'abdomen, et parfois diarrhée.

Il survient quelquefois dans cette période une éruption particulière que j'ai examinée avec soin, mais que je ne considère que comme une complication dela miliaire, les boutons étant sans aréole rougeâtre, blancs et saillans au-dessus du niveau de la peau et de la grosseur d'un grain de millet. L'epistaxis a également parfois lieu, mais ces deux derniers symptômes ne sont pas constans.

2e *Période.* — Vers la fin du septième jour, l'éruption, quand elle a lieu, disparaît si les symptômes inflammatoires n'ont pas cédé d'une manière sensible, la rougeur de la langue devient tenace, la déglutition devient difficile, les douleurs de l'épigastre et d'entrailles prennent un caractère plus grave, la diarrhée se déclare, un délire assez calme et sans dormir débute; Huxman l'a désigné sous le mot de typhomanie.

3e *Période.* — Lorsque la maladie se prolonge au-delà du quatorzième jour, l'état adynamique est extrême, le pouls devient insensible sec et intermittent , les soubresauts des tendons se font remarquer, l'œil devient terne et fixe , la face est plombée , la langue se maintient sèche et le malade oublie de la rentrer dans sa bouche après l'avoir montrée, les liquides tombent dans l'estomac comme par leur propre poids , les selles sont involontaires., l'affaissement est au dernier degré et le malade périt.

Lorsque les symptômes sont un peu moins graves, la convalescence entre vers le vingt-unième jour, et ordinairement elle est fort longue.

Diagnostic. — Les caractères particuliers de la fièvre typhoïde sont : la stupeur, sens émoussés, surtout celui de l'ouïe, parfois un resserrement douloureux vers les tempes (et qu'on pourrait bien désigner sous le nom de clou typhoïde); mais un symptôme fort important et que je n'ai jamais vu manquer, c'est l'accès de fièvre, c'est une rémittence qui, quelquefois, a lieu dans la matinée, le plus souvent dans la soirée, d'autres fois dans le haut de la nuit; dans les cas les plus graves, il a quelquefois lieu deux fois dans les vingt-quatre heures.

Pronostic. — En général , les personnes qui contractent le typhus les premières, près du foyer, succombent après quelques accès de fièvre. Le principe typhoïde devient ensuite moins pernicieux, à mesure qu'il s'écarte du foyer, qu'il se trouve dispersé dans l'air; la maladie devient par ce fait moins aiguë et moins grave.

Les femmes en couches , les personnes faibles et

surtout celles d'un tempérament lymphatique ,
sont plus disposées à contracter le typhus que les
personnes robustes et d'un tempérament sanguin.
L'apparition des menstrues chez les femmes, de
n'importe quel tempérament , amène en général
un changement favorable.

TRAITEMENT.

Au mois de septembre 1842 , un projet d'enquête
fut proposé à l'Académie de médecine de Paris ,
dans le but d'arrêter, une fois pour toutes , le
traitement de la fièvre typhoïde. De vives discussions
s'étant élevées parmi les membres , au sujet des
diverses méthodes employées contre cette maladie,
on proposa de réunir, dans un même local , un
nombre donné de sujets atteints de fièvre typhoïde ;
mais on trouva peu convenable de mettre aux prises
des médecins dont les convictions étaient opposées;
cependant , une Commission fut nommée pour
examiner ce projet.

En février 1843 , à l'instant où l'on s'attendait
à voir juger et arrêter un traitement jusqu'alors
vague et incertain, qu'arrive-t-il ? Nouveau désaccord
parmi les membres de l'Académie, et la question
est encore restée indécise.

Sans avoir la prétention de vouloir chercher à
approcher des talens de ces hautes notabilités
médicales, et si, malgré tout le zèle possible, il est
incontestable qu'il est impossible que le médecin le
plus érudit puisse réunir à lui seul l'expérience de

toute la population médicale, surtout les nuances minutieuses de certaines maladies qui ne se rencontrent que rarement, qu'il me soit permis de mettre sous les yeux de mes lecteurs, le traitement que je trouve le plus rationnel.

Traitement premier. — Si l'on est forcé d'avouer que des émanations locales sont la cause occasionnelle de la fièvre typhoïde, déterminent un vrai empoisonnement ; la première indication, l'arme la plus puissante de la thérapeutique, se présente ici d'une manière précise : fuir le lieu infecté, s'écarter du foyer.

Fait pratique à l'appui de cette opinion (bas de Fontenay). — Lors de l'épidémie de Fontenay (été 1842), le fils de Guillaume Olivier, garde-champêtre de cette commune, fut atteint de la maladie. Les premiers symptômes furent alarmans, mais, cependant, deux saignées et plusieurs doses de quinine enrayèrent les symptômes inflammatoires et l'accès de fièvre, dont les trois stades avaient été bien caractérisés pendant plusieurs jours et à la même heure.

Deux jours après, le paroxisme vint donner de nouvelles inquiétudes. M. le docteur Gosse fut appelé en conférence, nous convînmes de continuer le sulfate de quinine, l'accès disparut encore. Mais, après quelques jours d'un mieux marqué, au moment où nous le jugions hors de tout danger, le paroxisme apparut de nouveau.

Le délire, le facies plombé et bouffi, le regard

sinistre, les soubresauts des tendons, la diarrhée et l’empâtement de l’abdomen, furent autant de symptômes qui nous forcèrent à pronostiquer que le jeune adulte allait subir le sort de sa mère et de sa sœur, qui, un mois auparavant, avaient succombé, dans la même maison, à la même maladie, sans que les préparations de quinine eussent pu arrêter une vingtaine d’accès de fièvre, dont les trois stades avaient été bien caractérisés, une fois dans les vingt-quatre heures, et à peu près à la même heure.

Dans cette grave circonstance, je fis part à mon confrère de l’idée que je me faisais de cet empoisonnement par des gaz provenant d’émanations locales, je lui fis naître une lueur d’espérance, en tirant le malade de la maison de son père, pour l’éloigner du foyer, le porter dans une autre contrée où la maladie n’existait pas. Mon confrère se rendit à mon opinion, et peu d’heures après, le malade était à trois quarts de lieue de distance de sa demeure, dans une maison bien aérée et située à dix mètres de la mer.

Le transport fut heureux : il semblait au malade étendu dans une voiture, qu’un lourd manteau fatigant ses débiles épaules, s’amincissait au fur et à mesure qu’il s’écartait de sa demeure. Arrivé à destination, il put se soutenir sur une chaise, et, dès le lendemain, sa figure était moins infiltrée : quelques doses de quinine fixèrent la convalescence.

Quinze jours après, le jeune homme se trouvant fort, voulut rejoindre ses pénates : il y arriva le jeudi, et dès le dimanche (troisième journée), l'accès de fièvre reparut d'une manière effrayante ; la figure se boursouffla et devint plombée ; la prostration, les soubresauts des tendons, la diarrhée, enfin, tous les symptômes sinistres qui avaient été remarqués au début de la maladie se montrèrent de manière à faire présumer une fin prochaine.

Nous eûmes recours encore à une nouvelle émigration qui, corroborée par quelques doses de quinine uni au sulfate de fer, amena comme la première fois une guérison qui alors fut consolidée par un séjour d'un mois dans cette demeure bienfaitrice.

Le jeune homme retourna ensuite au domicile de son père, dont tous les objets meublant sa maison avaient été exposés au grand air, puis soumis ainsi que ses appartemens aux préparations chloriques. La maladie n'a pas reparu dans cette maison.

Réflexions. — N'est-il pas de la plus grande évidence que ce jeune homme était sous l'influence de gaz méphitiques, était empoisonné par des émanations locales, et que le traitement qui doit mériter le plus de confiance, est l'éloignement du lieu infecté, pour ensuite combattre les symptômes inflammatoires et l'accès de fièvre.

Sans récapituler toutes les observations que j'ai faites sur ces émigrations momentanées, et qui me paraissent d'une haute importance, j'observe cependant que cette ressource hygiénique peut échouer dans quelques cas, c'est lorsqu'on a traité un tempérament lymphatique , certaines constitutions à fibres mollasses qui, telle qu'une éponge qui s'empreigne du liquide dans lequel elle est plongée, de même ces tempéramens mal trempés s'infiltrent du gaz mortifère. Dans ces circonstances, lorsque la maladie est à un haut degré , et surtout lorsque le malade est un des premiers atteints , en général, tout espèce de traitement échouera , le malade succombera aux soins les mieux combinés.

Traitement secondaire. — Ici , Messieurs, s'ouvre le champ de bataille. Chaque médecin s'arme de sa méthode, proscrit celle d'un confrère, modifie celle d'un autre , enflé de lui-même, il croit tenir en main l'ancre du salut.

Abstraction faite d'une multitude de symptômes peu intéressans, deux seulement, deux symptômes qui ne manquent jamais , et qui parfois font le désespoir du médecin le plus érudit, doivent fixer l'attention du praticien ; ce sont : l'état inflammatoire général et local , les paroxismes (accès de fièvre), qui ne manquent jamais.

Ces deux symptômes se faisant remarquer à des degrés différents , exigent bien entendu un traitement plus ou moins sévère.

Or , s'il est prouvé par la saine pratique, au plus acharné partisan de la médecine ancienne (médecine de Pinel) que dès le début , le cerveau est congestionné , ayant pour symptômes : pouls plein , rougeur des yeux et douleur de tête ;

Que les membranes séreuse et muqueuse de

la poitrine, ou même le poumon, sont également gorgés de sang, ayant pour symptômes : toux, douleur de côté, respiration gênée, et parfois expectoration sanguinolente ;

Que la muqueuse gastro-intestinale , dans les 98 centièmes des cas, est atteinte d'inflammation la mieux caractérisée, ayant pour symptômes irrécusables (pour le plus chaud partisan de la médecine incendiaire), rougeur et sécheresse de la langue, soif intense, douleur continue à l'épigastre ou autre région de l'abdomen, que la plus légère pression vient augmenter, et toujours et dans tous les cas un pouls dur et plein.

Ici dis-je, si le praticien le plus méfiant peut méconnaître le besoin de la saignée générale et locale , des bains , des émolliens sur le point douloureux, des boissons et lavemens mucilagineux pour y substituer les purgatifs , en un mot une médecine incendiaire ; je dis qu'en soutenant une pareille thèse, il faut faire abnégation de tout principe basé sur les ouvertures cadavériques, et n'avoir examiné les maladies qu'à travers le trou d'une serrure.

Ainsi donc l'état inflammatoire étant combattu par les spoliations sanguines et les émolliens, il ne restera que le second symptôme qui est fort intéressant et qui toujours, lorsque la maladie est à un haut degré, vous enlevera votre malade, déterminera un épanchement cérébral, si vous ne pouvez l'arrêter, c'est l'accès de fièvre.

3

Au degré de la science où nous nous trouvons, le sulfate de quinine est la meilleure arme : voici comme je l'administre.

Si, après avoir tenté à détruire les symptômes inflammatoires par les spoliations sanguines et les émolliens, la langue cesse d'être rouge et sèche, et que la douleur de l'épigastre soit peu inquiétante, je le prescris à la dose de trois décigrammes à un gramme dans une potion gommeuse. Si l'inflammation de l'estomac persiste et que l'extrémité inférieure des intestins ne soit pas phlogosée, ne soit pas sensible, je le conseille à la dose de trois décigrammes à un gramme et demi dans plusieurs petits lavemens.

Si la langue est sèche, rouge, avec grande sensibilité à l'épigastre et dans tout le tube intestinal, le plus souvent avec diarrhée, jamais je ne le donne intérieurement, je l'emploie alors en frictions, incorporé dans de l'axonge, ou en dissolution dans de l'alcool affaibli et en poudre sur les plaies des vésicatoires, même dose que dessus.

Si le malade était tourmenté par un cours de ventre continuel, qu'il y eût tendance à l'épaississement de la muqueuse intestinale, à sa désorganisation et à un empâtement général, sans inflammation franche, j'ai fait avec succès, en beaucoup de ces circonstances, alterner les préparations de fer au quinine : le sulfate de fer dans une potion gommeuse et les pastilles ou dragées de Gelis et Conté, me paraissent être les préparations les plus convenables.

Arracher un malade du sein de sa famille, le porter

au loin, pour chercher à assurer son existence par le traitement premier, n'est pas toujours chose facile ; alors, dans les cas d'impossibilité, il est évident que le traitement secondaire est l'unique ressource ; mais, je le répète, si les circonstances le permettent, faites évacuer vos malades sur un point où la maladie ne sévit pas, et votre meilleure tâche sera remplie.

Réflexions comparatives de la médecine ancienne (de Pinel) avec la moderne (de Broussais).

On croirait, sans doute, par ce que je viens de dire, en énonçant le mot de médecine de Pinel, que j'en suis un antagoniste déclaré : erreur ; je respecte infiniment la nosographie du savant Pinel, mais quoiqu'en général elle ait eu son temps, elle a encore aujourd'hui ses cantons.

Dans plusieurs départemens du centre de la France, dans le Poitou, dans la Bretagne, où les hommes vivent d'alimens peu réparateurs, de laitage, de mauvais pain, de mille, de diverses bouillies, de soupes peu nourrissantes, n'ayant que rarement de la viande de boucherie, et ne buvant le plus souvent que de l'eau ou un petit vin blanc, croirez-vous que là, la médecine moderne, la médecine de Broussais, puisse y faire merveille ? assurément que non ! Les inflammations n'y sont pas franches, les malades tombent bien vite dans la prostration, leurs fibres chargées d'un suc séreux, tendent à la décomposition, et si là, vous ne soutenez de bonne heure vos malades, par les stimulans, les boissons amères acidulées et vineuses, vous aurez la douleur de les voir succomber. Aussi, la fièvre putride y est-elle très-commune, et on ne peut mieux caractérisée.

Mais dans les cantons où les populations sont heureuses, où la nourriture est succulente, en Normandie, et particulièrement dans le canton de Montebourg, où la table des domestiques est couverte d'une nourriture saine, de bon pain, de viande répétée plusieurs fois par semaine, de cidre nourrissant; dans cette contrée, dis-je, où il n'y a pas un seul domestique qui ne prenne cent cafés par an, sans parler des extra en vin chaud, les punchs, etc., oserez-vous, sur ces tempéramens sanguins, appliquer les principes de M. Pinel ? L'erreur serait trop révoltante ! Depuis dix-huit ans que j'exerce la médecine dans ce canton, je n'y ai jamais remarqué une seule fièvre putride, et un de mes confrères, le docteur Gosse, qui se trouve dans la même position depuis vingt-cinq ans, m'a assuré ne l'avoir rencontrée qu'une seule fois. Par le fait d'alimens riches en principes réparateurs, les inflammations sont franches, et sur ces robustes constitutions, la médecine de Pinel ne peut que conduire à un fâcheux résultat.

Observations intéressantes sur la peste et sur la fièvre jaune, ainsi résumées :

La peste est-elle contagieuse ? non !

La fièvre jaune est-elle contagieuse ? non ! Preuves à l'appui :

Commençons d'abord par nous entendre sur le mot contagion.

On entend par contagion immédiate, la transmission d'une maladie, en touchant un individu malade, et par contagion médiate, la transmission d'une maladie, en touchant les vêtemens ou les objets qui ont servi à l'usage du malade. La transmission d'une maladie, au moyen d'un air vicié, est une infection et non une contagion.

Première observation. — Fièvres intermittentes.

Dans l'ouest du département de la Vendée, se trouve un marais situé au centre des terres, ayant une lieue de large et sept de long. L'extrémité est commence à la commune de Rié, et l'extrémité ouest se termine à la mer, au bourg de Beauvoir ; par conséquent, il y a une rive sud et une rive nord, sur lesquelles rives sont les habitations de la contrée.

Eh bien ! de temps immémorial, vers la fin de l'été, lorsque le marais est en tout ou en partie desséché, lors, dis-je, que la décomposition des matières végétales et animales (des masses considérables d'anguilles qui périssent dans les boues par défaut d'eau), commence à s'effectuer, les rives se trouvent tellement influencées par les gaz du marais, chassés par le vent, que, lorsque le vent est de nord, les habitans de la rive sud, sont presque tous atteints de fièvres intermittentes, et cette maladie s'y cantonne tant que le vent reste nord ; le vent passe-t-il au sud, la rive sud voit son sort s'améliorer et la rive nord est atteinte de ces mêmes fièvres, et ce même jeu continue tant que ces deux vents dominent. Peut-on ici nier que les fièvres intermittentes de cette contrée n'aient pour cause des émanations du marais chariées par le vent? la chose est trop sensible pour s'y refuser! j'en prends à témoins les médecins de Soullans, de Sainte-Marie-du-Mont, de Beauvoir et de Challans.

Si je prends ici la fièvre intermittente de cette localité pour première observation, ce n'est pas que je veuille dire que les auteurs, entr'autres M. Alibert, dans son précieux traité des fièvres intermittentes, considère ces fièvres comme contagieuses, mais c'est pour rendre plus sensibles les remarques des deux maladies suivantes, qui, comme le typhus, sont déterminées par des gaz de localité, et ne sont quoiqu'en disent les auteurs de haute réputation, pas plus contagieuses que les fièvres intermittentes.

Deuxième observation. — Peste.

Lors de la campagne d'Egypte, sous Napoléon, les troupes expéditionnaires faillirent presque toutes être victimes de miasmes pestilentiels, produit d'émanations locales. Tous les auteurs ayant considéré cette maladie comme contagieuse, l'armée asservie à ce vieux préjugé, était démoralisée; les soldats étaient tellement effrayés, qu'il avaient horreur de leurs camarades; leurs flancs allaient battre pour la dernière fois. L'intelligent Desgenettes, médecin en chef du corps expéditionnaire, s'entend avec Napoléon

sur ce qu'il y avait à faire dans cette grave circonstance. Ces deux génies proclament partout que
la peste n'était pas contagieuse ; ils vont dans les
hôpitaux, s'approchent des malades , prennent part
à leurs angoisses, leur donnent des poignées de main
et deux jours après l'armée est réunie dans la plaine.
Desgenettes harangue une armée aux abois ; il
prouve par de forts argumens que la maladie n'est
pas contagieuse , et, pour prouver et soutenir ce qu'il
avançait, il fait apporter un pestiféré qui était sur
le point d'expirer, et en présence de toute l'armée, il s'inocule le virus d'un bubon pestilentiel, et
l'on change l'armée de position.

Le moral du soldat se remonte , l'armée est
sauvée et trente ans après Desgenettes était encore
professeur d'hygiène à la faculté de Paris.

Dira-t-on que la peste était contagieuse ? Non.
Les soldats étaient démoralisés , et par ce fait grande-
ment disposés à contracter cette maladie qui avait
pour unique cause, quoiqu'en disent les auteurs de
haut rang , des émanations locales , qui jetaient le
trouble dans leur économie par la voie de la respiration et de l'absorption cutanée , mais qui ne produi-
sirent aucun effet consécutif de ce qu'on entend par
contagion.

TRAITEMENT.

L'éloignement du lieu infecté doit être la première
et essentielle médication ; et quoique Desgenettes
lui-même ait vu les causes occasionnelles d'un autre

œil , il n'en est pas moins vrai que les conséquences
du traitement qu'il employa , sont des preuves frap-
pantes à l'appui de mon opinion. La deuxième ressource est de faire la médecine des symptômes.

Troisième observation. — Fièvre jaune.

En 1821 , la fièvre jaune éclata à Barcelonne ,
(Frontière d'Espagne); une commission sanitaire
y fut envoyée par le gouvernement français , et une
autre par le gouvernement espagnol. Les membres
des deux commissions se concertent sur l'épidémie;
ils la regardent comme contagieuse ; la terreur est
répandue partout !

Selon les membres des deux commissions, les
miasmes de la prétendue contagion avaient été ap-
portés par des bâtimens arrivant de la Havane , et
ayant encore à bord vingt-trois sacs de laine , reste
de leur cargaison. Ces bâtimens avaient déchargé
dans plusieurs ports la plus grande partie de leurs
marchandises, et cependant nulle part la maladie
n'avait été remarquée. On déploya contre le marchand
et contre cette laine toutes espèces de mesures ridicules ; elle fut portée au lazaret , lavée et purifiée;
pendant tout ce temps, la maladie n'en moissonnait
pas moins ses victimes.

Les lois sanitaires furent mises en vigueur; il
fallut des cordons sanitaires (le prélude de la campagne d'Espagne 1823). Oh ! hommes savans , com-
bien de temps encore serez-vous asservis à de vieux,
à de ridicules préjugés. Dans ce temps-là on dit:

Habitans de Barcelonne , vous êtes condamnés à périr, la porte de vie vous est fermée , vous mourrez sur un foyer envenimé.

Le cordon sanitaire fut formé et de ridicules baïonnettes hérissèrent l'enceinte de la ville. Une médecine incendiaire fut employée et fit le désespoir des contagionistes ; il y eut un grand nombre de victimes.

Particularités qui contredisent la contagion.

1° Les fossoyeurs français qui ont enterré tous les morts , n'ont point eu la maladie ;

2° Un indigent ne pouvant se procurer un coffre pour sa femme qui avait succombé à l'épidémie , ni personne pour l'enlever de sa demeure, fut obligé de la porter au cimetière sur ses épaules ; il n'eut point la maladie ;

3° Un autre homme voyant sa femme sur le point de succomber à la même maladie, et ne cessant de lui prodiguer toutes les tendresses qu'il avait pour elle , n'a point eu la maladie. Ces deux faits sont notoires à Barcelonne ;

4° Tous ceux qui ont pu franchir le cordon sanitaire n'ont porté aucun germe de la maladie , partout où ils ont été ;

5° Lorsque les cordons sanitaires sont devenus moins sévères , que les habitans ont pu s'écarter de la ville et aller dans les lieux voisins, ont-ils communiqué la maladie ? non ! Cinq cas seulement ont été remarqués dans cette émigration.

A Sorria, petite ville à une demi-lieue de Barcelonne, les envahis venant de Barcelonne y furent
reconduits sans avoir communiqué la maladie à
personne.

Enfin, sans mettre à contribution toutes les particularités qui doivent débarrasser l'esprit de cette chi-
mérique contagion, ne vaut-il pas mieux voir la
fièvre jaune d'un œil plus clairvoyant, et admettre
qu'elle n'a pour cause unique qu'une chaleur excessive, jointe à des gazes viciés provenant de boues ou
autres matières en fermentation ; la première cause
arrêtant la circulation en desséchant et coagulant le
sang dans les gros vaisseaux et dans les muscles ; la
seconde, en favorisant le trouble de l'économie par
la voie de l'absorption cutanée et de la respiration.
Dans les cas graves l'urine se concrète dans la vessie,
y forme une espèce de gélatine.

D'après tous ceux qui ont écrit sur la fièvre jaune,
il est resté constant qu'elle a toujours été précédée
d'une chaleur excessive de longue durée, sans vent
ni rafraîchissement quelconque. Dans l'été de 1762,
la chaleur fut si excessive dans le canton de Berne,
en Suisse, que plusieurs forêts s'incendièrent et se
brûlèrent ; puis ensuite la fièvre jaune se déclara
dans une de ces villes.

En 1821, à Barcelonne, on aperçut un météore
igné enveloppé d'un nuage rouge orange, dominant
le jour, de plusieurs toises, les maisons les plus
proches du port de la Barcelonnette, et se baissant la
nuit jusqu'à toucher ses toits. Ce météore détermina

une chaleur excessive et de longue durée , sans rafraîchissement. Les boues et matières végétales dont le port se trouvait encombré entrèrent en fermentation et favorisèrent le développement de la maladie.

La chaleur de la Barcelonnette fut constamment plus forte qu'à Barcelonne. Les fers à repasser le linge se sont échauffés dans les maisons au point de fatiguer la main qui les touchait. Dans la boutique d'un marchand de sparteries (tissus de jonc-marin), nommé Paul Erra, des bouffées de vent chargées de calorique, mirent le feu à des cordes de Spartes ; le lendemain , des balais qui étaient dans une autre position , prirent également feu , et ce feu recommençant tous les jours, ne cessa qu'en transportant ailleurs les objets de ce commerce. Alors le vent qui depuis long-temps était insensible, prit un peu de force et poussa des bouffées de chaleur si extraordinaires sur Barcelonne , que la fièvre jaune s'y déclara et y fit des ravages effroyables.

Oui, je le répète, la fièvre jaune n'a pour cause unique qu'une chaleur excessive et de longue durée, jointe à des émanations locales.

Suivant le capitaine Alvey, tout bâtiment bon, qui ne fait pas d'eau , procure dans les pays chauds presque toujours la fièvre jaune. Ce capitaine , distingué par ses hautes connaissances , attribue cet effet à l'excessive chaleur du fond de cale et à l'odeur puante des matières pourries dissoutes dans le calorique. Ce fait est conforme à beaucoup d'autres, observés par des médecins exacts,

Le contraire a lieu dans un mauvais bâtiment qui fait beaucoup d'eau et qu'on est obligé de pomper souvent, le fond de cale est alors frais et dégagé de toute matière en putréfaction,

La fièvre jaune, qui se déclara au port du Passage, près Saint-Sébastien (Espagne) , été 1822, atteignit d'abord les marins d'une frégate qui se trouvait dans le port ; elle était neuve, ne faisait pas d'eau et, depuis long-temps, un météore igné était remarqué au-dessus de ce bâtiment. La nuit il se baissait jusqu'à toucher les cordages, et peu après les habitans de ce bourg furent en proie à ce fléau. Un cordon sanitaire fut formé, mais tous ceux qui purent le franchir ne portèrent, ni à Saint-Sébastien, ni à Hernani, ni à Yrun, aucunes traces de la maladie.

Dira-t-on qu'ici encore il y avait contagion et urgence de cordons sanitaires ? Avec de pareilles mesures, je dis qu'il y a barbarie; et lorsque je me représente qu'en 1804, lorsque le honteux commerce de la traite des nègres riait encore à la cupidité de l'homme, qu'à la baie de Gamby, le capitaine d'un bâtiment américain ayant à bord 80 nègres, dont 40 furent atteints de cette maladie et jetés tout vivans à la mer, dans la crainte qu'ils ne contagionnassent les autres ; quand, dis-je, je me représente que le capitaine du *Vautour*, bâtiment de guerre en croisière sur cette côte pour le gouvernement français, voulut suivre un pareil exemple, sur 200 nègres qui étaient sur deux bâtimens anglais qu'il venait de capturer ; oui, les cheveux m'en dressent d'indignation, et je ne puis m'empêcher de dire, qu'en ces circonstances, les contagionistes sont des assassins de l'espèce humaine.

Ces 200 malheureux nègres dont il est question, durent leur existence au médecin du *Vautour*, qui s'opposa à l'ordre barbare du capitaine. Après plusieurs mois de traversée, de soins appropriés au sort de ces malheureux, il les débarqua tous à Cayenne, en pleine santé. La principale médication fut des traitemens doux et le lavage du bâtiment.

Traitement de la Fièvre jaune.

A l'exemple des poissons, qui d'ordinaire habitent les ports, et dans ces cas d'épidémie regagnent la pleine mer ; à l'exemple des oiseaux de mer, qui dans ces cas gagnent les hautes régions ; à l'exemple des moineaux, particulièrement, qui fuient de bonne heure le développement du fléau, que les hommes fuient le lieu infecté. Quant à ceux qui ne peuvent émigrer, qu'ils se couvrent d'un surtout de taffetas gommé pour arrêter l'effet comburant de l'atmosphère sur la peau, et se soumettent ensuite à une simple boisson émolliente et à l'usage de bains rafraîchissans.

En résumé, auteurs distingués, si vous vouliez vous convaincre que le choléra-morbus, la fièvre typhoïde, la peste et la fièvre jaune sont dus à des gazes de localité, qui déterminent, par des causes adjuvantes, un trouble dans l'économie, une de ces affections dans un lieu, ailleurs une autre, et que ces maladies se rient de vos cordons sanitaires, vous seriez plus avares du mot contagion, vous en hasarderiez moins son application.

FIN.

Tout exemplaire qui ne sera pas revêtu de la griffe de l'auteur, sera réputé contrefait.

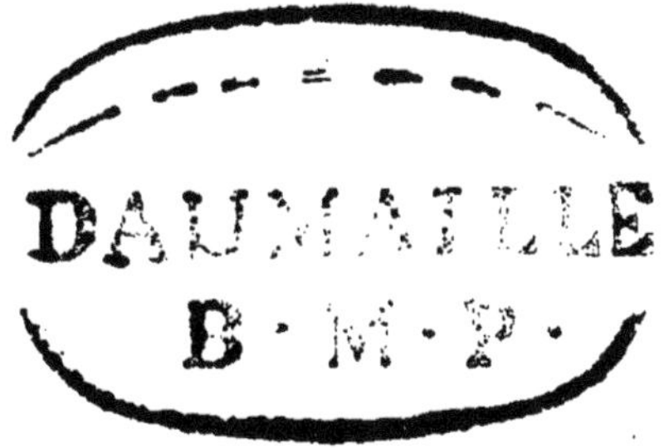

Valognes, Imprimerie de CARETTE-BONDESSEIN.

9 782016 196946